CE CAHIER DE RÉGIME CÉTOGÈNE APPARTIENT À

CONTACT	
NOM :	
ADRESSE :	
TÉLÉPHONE :	

DATE DE DÉBUT / FIN

___ / ___ / ___   AU   ___ / ___ / ___

AVANT　　　　　　　　　APRÈS

MESURES	
DATE	
BRAS DROIT	
BRAS GAUCHE	
TAILLE	
HANCHES	
CUISSE DROITE	
CUISSE GAUCHE	
MOLET DROIT	
MOLLET GAUCHE	
GRAISSE CORPS %	
POIDS	

MESURES	
DATE	
BRAS DROIT	
BRAS GAUCHE	
TAILLE	
HANCHES	
CUISSE DROITE	
CUISSE GAUCHE	
MOLET DROIT	
MOLLET GAUCHE	
GRAISSE CORPS %	
POIDS	

DATE	

JOURNAL QUOTIDIEN

TEMPS DE SOMMEIL

AU LIT :

RÉVEIL :

QUALITÉ DU SOMMEIL

O EXCELLENT

O JUSTE

O BIEN

O PAUVRE

HUMEUR ET ÉNÉRGIE

O EXCELLENT

O JUSTE

O BIEN

O PAUVRE

EXERCICE

TEMPS :

DURÉE :

TYPE :

COMMENT JE ME SENS :

MES ENVIES AUJOURD'HUI

COMMENT J'AI GÉRÉ CETTE ENVIE

VICTOIRE DU JOUR

DÉFI DU JOUR

NOTES DU JOUR

REPAS HEBDOMADAIRES

	LUNDI	GRAS	GLUCIDES	PROTÉINES
PETIT DÉJEUNER				
DÉJEUNER				
DÎNER				
COLLATION				
	TOTAL			

	MARDI	GRAS	GLUCIDES	PROTÉINES
PETIT DÉJEUNER				
DÉJEUNER				
DÎNER				
COLLATION				
	TOTAL			

	MERCREDI	GRAS	GLUCIDES	PROTÉINES
PETIT DÉJEUNER				
DÉJEUNER				
DÎNER				
COLLATION				
	TOTAL			

	JEUDI	GRAS	GLUCIDES	PROTÉINES
PETIT DÉJEUNER				
DÉJEUNER				
DÎNER				
COLLATION				
	TOTAL			

		VENDREDI	GRAS	GLUCIDES	PROTÉINES
PETIT DÉJEUNER					
DÉJEUNER					
DÎNER					
COLLATION					
		TOTAL			

		SAMEDI	GRAS	GLUCIDES	PROTÉINES
PETIT DÉJEUNER					
DÉJEUNER					
DÎNER					
COLLATION					
		TOTAL			

		DIMANCHE	GRAS	GLUCIDES	PROTÉINES
PETIT DÉJEUNER					
DÉJEUNER					
DÎNER					
COLLATION					
		TOTAL			

TOTAUX SEMAINE	
GRAS	GRAMMES
GLUCIDES	GRAMMES
PROTÉINES	GRAMMES

JEÛNE INTERMITTENT

DATES:			
	DÉBUT	FIN	HEURES TOTALES
LUN			
MAR	:	:	
MER	:	:	
JEU	;	;	
VEN	:	:	
SAM	:	:	
DIM	:	:	

DATES:			
	DÉBUT	FIN	HEURES TOTALES
LUN			
MAR	:	:	
MER	:	:	
JEU	;	;	
VEN	:	:	
SAM	:	:	
DIM	:	:	

DATES:			
	DÉBUT	FIN	HEURES TOTALES
LUN			
MAR	:	:	
MER	:	:	
JEU	;	;	
VEN	:	:	
SAM	:	:	
DIM	:	:	

DATES:			
	DÉBUT	FIN	HEURES TOTALES
LUN			
MAR	:	:	
MER	:	:	
JEU	;	;	
VEN	:	:	
SAM	:	:	
DIM	:	:	

DATES:			
	DÉBUT	FIN	HEURES TOTALES
LUN			
MAR	:	:	
MER	:	:	
JEU	;	;	
VEN	:	:	
SAM	:	:	
DIM	:	:	

DATES:			
	DÉBUT	FIN	HEURES TOTALES
LUN			
MAR	:	:	
MER	:	:	
JEU	;	;	
VEN	:	:	
SAM	:	:	
DIM	:	:	

DATES:

	DÉBUT	FIN	HEURES TOTALES
LUN			
MAR	:	:	
MER	:	:	
JEU	;	;	
VEN	:	:	
SAM	:	:	
DIM	:	:	

DATES:

	DÉBUT	FIN	HEURES TOTALES
LUN			
MAR	:	:	
MER	:	:	
JEU	;	;	
VEN	:	:	
SAM	:	:	
DIM	:	:	

DATES:

	DÉBUT	FIN	HEURES TOTALES
LUN			
MAR	:	:	
MER	:	:	
JEU	;	;	
VEN	:	:	
SAM	:	:	
DIM	:	:	

DATES:

	DÉBUT	FIN	HEURES TOTALES
LUN			
MAR	:	:	
MER	:	:	
JEU	;	;	
VEN	:	:	
SAM	:	:	
DIM	:	:	

DATES:

	DÉBUT	FIN	HEURES TOTALES
LUN			
MAR	:	:	
MER	:	:	
JEU	;	;	
VEN	:	:	
SAM	:	:	
DIM	:	:	

DATES:

	DÉBUT	FIN	HEURES TOTALES
LUN			
MAR	:	:	
MER	:	:	
JEU	;	;	
VEN	:	:	
SAM	:	:	
DIM	:	:	

RECETTES CÉTO

RECETTE POUR :

MONTANT	INGREDIENTS

INSTRUCTIONS

NOTES

NBR CONVIVES	
TEMPS PRÉPARATION	
TEMPS CUISSON	
TYPE CUISSON	
OUTILS	

GLUCIDES	
GRAS	
PROTÉINES	
CALORIES	

RECETTES CÉTO

RECETTE POUR :

MONTANT	INGREDIENTS

INSTRUCTIONS

NOTES

TYPE CUISSON	
OUTILS	
TYPE CUISSON	
OUTILS	
TYPE CUISSON	

GLUCIDES	
GRAS	
PROTÉINES	
CALORIES	

LISTE D'ACHATS HEBDOMADAIRES

- ○
- ○
- ○
- ○
- ○
- ○
- ○
- ○
- ○
- ○
- ○
- ○
- ○
- ○
- ○
- ○
- ○
- ○
- ○
- ○
- ○
- ○
- ○
- ○
- ○
- ○
- ○
- ○

- ○
- ○
- ○
- ○
- ○
- ○
- ○
- ○
- ○
- ○
- ○
- ○
- ○
- ○
- ○
- ○
- ○
- ○
- ○
- ○
- ○
- ○
- ○
- ○
- ○
- ○
- ○
- ○

NOTES

AVANT   APRÈS

MESURES	
DATE	
BRAS DROIT	
BRAS GAUCHE	
TAILLE	
HANCHES	
CUISSE DROITE	
CUISSE GAUCHE	
MOLET DROIT	
MOLLET GAUCHE	
GRAISSE CORPS %	
POIDS	

MESURES	
DATE	
BRAS DROIT	
BRAS GAUCHE	
TAILLE	
HANCHES	
CUISSE DROITE	
CUISSE GAUCHE	
MOLET DROIT	
MOLLET GAUCHE	
GRAISSE CORPS %	
POIDS	

| DATE | | | JOURNAL QUOTIDIEN |

TEMPS DE SOMMEIL

AU LIT :

RÉVEIL :

QUALITÉ DU SOMMEIL

O EXCELLENT

O JUSTE

O BIEN

O PAUVRE

HUMEUR ET ÉNERGIE

O EXCELLENT

O JUSTE

O BIEN

O PAUVRE

EXERCICE

TEMPS :

DURÉE :

TYPE :

COMMENT JE ME SENS :

MES ENVIES AUJOURD'HUI

COMMENT J'AI GÉRÉ CETTE ENVIE

VICTOIRE DU JOUR

DÉFI DU JOUR

NOTES DU JOUR

| DATE | | | JOURNAL QUOTIDIEN |

TEMPS DE SOMMEIL

AU LIT :

RÉVEIL :

QUALITÉ DU SOMMEIL

- ○ EXCELLENT
- ○ JUSTE
- ○ BIEN
- ○ PAUVRE

HUMEUR ET ÉNÉRGIE

- ○ EXCELLENT
- ○ JUSTE
- ○ BIEN
- ○ PAUVRE

EXERCICE

TEMPS :

DURÉE :

TYPE :

COMMENT JE ME SENS :

MES ENVIES AUJOURD'HUI

COMMENT J'AI GÉRÉ CETTE ENVIE

VICTOIRE DU JOUR

DÉFI DU JOUR

NOTES DU JOUR

| DATE | | | JOURNAL QUOTIDIEN |

TEMPS DE SOMMEIL

AU LIT :

RÉVEIL :

QUALITÉ DU SOMMEIL

O EXCELLENT

O JUSTE

O BIEN

O PAUVRE

HUMEUR ET ÉNÉRGIE

O EXCELLENT

O JUSTE

O BIEN

O PAUVRE

EXERCICE

TEMPS :

DURÉE :

TYPE :

COMMENT JE ME SENS :

MES ENVIES AUJOURD'HUI

COMMENT J'AI GÉRÉ CETTE ENVIE

VICTOIRE DU JOUR

DÉFI DU JOUR

NOTES DU JOUR

DATE		JOURNAL QUOTIDIEN

TEMPS DE SOMMEIL
AU LIT :

RÉVEIL :

QUALITÉ DU SOMMEIL
○ EXCELLENT
○ JUSTE
○ BIEN
○ PAUVRE

HUMEUR ET ÉNERGIE
○ EXCELLENT
○ JUSTE
○ BIEN
○ PAUVRE

EXERCICE
TEMPS :

DURÉE :

TYPE :

COMMENT JE ME SENS :

MES ENVIES AUJOURD'HUI

COMMENT J'AI GÉRÉ CETTE ENVIE

VICTOIRE DU JOUR

DÉFI DU JOUR

NOTES DU JOUR

| DATE | | | JOURNAL QUOTIDIEN |

TEMPS DE SOMMEIL

AU LIT :

RÉVEIL :

QUALITÉ DU SOMMEIL

O EXCELLENT
O JUSTE
O BIEN
O PAUVRE

HUMEUR ET ÉNERGIE

O EXCELLENT
O JUSTE
O BIEN
O PAUVRE

EXERCICE

TEMPS :

DURÉE :

TYPE :

COMMENT JE ME SENS :

MES ENVIES AUJOURD'HUI

COMMENT J'AI GÉRÉ CETTE ENVIE

VICTOIRE DU JOUR

DÉFI DU JOUR

NOTES DU JOUR

DATE	

JOURNAL QUOTIDIEN

TEMPS DE SOMMEIL

AU LIT :

RÉVEIL :

QUALITÉ DU SOMMEIL

O EXCELLENT

O JUSTE

O BIEN

O PAUVRE

HUMEUR ET ÉNERGIE

O EXCELLENT

O JUSTE

O BIEN

O PAUVRE

EXERCICE

TEMPS :

DURÉE :

TYPE :

COMMENT JE ME SENS :

MES ENVIES AUJOURD'HUI

COMMENT J'AI GÉRÉ CETTE ENVIE

VICTOIRE DU JOUR

DÉFI DU JOUR

NOTES DU JOUR

| DATE | | | JOURNAL QUOTIDIEN |

TEMPS DE SOMMEIL

AU LIT :

RÉVEIL :

QUALITÉ DU SOMMEIL

O EXCELLENT
O JUSTE
O BIEN
O PAUVRE

HUMEUR ET ÉNERGIE

O EXCELLENT
O JUSTE
O BIEN
O PAUVRE

EXERCICE

TEMPS :

DURÉE :

TYPE :

COMMENT JE ME SENS :

MES ENVIES AUJOURD'HUI

COMMENT J'AI GÉRÉ CETTE ENVIE

VICTOIRE DU JOUR

DÉFI DU JOUR

NOTES DU JOUR

REPAS HEBDOMADAIRES

LUNDI

		GRAS	GLUCIDES	PROTÉINES
PETIT DÉJEUNER				
DÉJEUNER				
DÎNER				
COLLATION				
	TOTAL			

MARDI

		GRAS	GLUCIDES	PROTÉINES
PETIT DÉJEUNER				
DÉJEUNER				
DÎNER				
COLLATION				
	TOTAL			

MERCREDI

		GRAS	GLUCIDES	PROTÉINES
PETIT DÉJEUNER				
DÉJEUNER				
DÎNER				
COLLATION				
	TOTAL			

JEUDI

		GRAS	GLUCIDES	PROTÉINES
PETIT DÉJEUNER				
DÉJEUNER				
DÎNER				
COLLATION				
	TOTAL			

	VENDREDI	GRAS	GLUCIDES	PROTÉINES
PETIT DÉJEUNER				
DÉJEUNER				
DÎNER				
COLLATION				
	TOTAL			

	SAMEDI	GRAS	GLUCIDES	PROTÉINES
PETIT DÉJEUNER				
DÉJEUNER				
DÎNER				
COLLATION				
	TOTAL			

	DIMANCHE	GRAS	GLUCIDES	PROTÉINES
PETIT DÉJEUNER				
DÉJEUNER				
DÎNER				
COLLATION				
	TOTAL			

TOTAUX SEMAINE	
GRAS	GRAMMES
GLUCIDES	GRAMMES
PROTÉINES	GRAMMES

JEÛNE INTERMITTENT

DATES:			
	DÉBUT	FIN	HEURES TOTALES
LUN			
MAR	:	:	
MER	:	:	
JEU	;	;	
VEN	:	:	
SAM	:	:	
DIM	:	:	

DATES:			
	DÉBUT	FIN	HEURES TOTALES
LUN			
MAR	:	:	
MER	:	:	
JEU	;	;	
VEN	:	:	
SAM	:	:	
DIM	:	:	

DATES:			
	DÉBUT	FIN	HEURES TOTALES
LUN			
MAR	:	:	
MER	:	:	
JEU	;	;	
VEN	:	:	
SAM	:	:	
DIM	:	:	

DATES:			
	DÉBUT	FIN	HEURES TOTALES
LUN			
MAR	:	:	
MER	:	:	
JEU	;	;	
VEN	:	:	
SAM	:	:	
DIM	:	:	

DATES:			
	DÉBUT	FIN	HEURES TOTALES
LUN			
MAR	:	:	
MER	:	:	
JEU	;	;	
VEN	:	:	
SAM	:	:	
DIM	:	:	

DATES:			
	DÉBUT	FIN	HEURES TOTALES
LUN			
MAR	:	:	
MER	:	:	
JEU	;	;	
VEN	:	:	
SAM	:	:	
DIM	:	:	

DATES:

	DÉBUT	FIN	HEURES TOTALES
LUN			
MAR	:	:	
MER	:	:	
JEU	;	;	
VEN	:	:	
SAM	:	:	
DIM	:	:	

DATES:

	DÉBUT	FIN	HEURES TOTALES
LUN			
MAR	:	:	
MER	:	:	
JEU	;	;	
VEN	:	:	
SAM	:	:	
DIM	:	:	

DATES:

	DÉBUT	FIN	HEURES TOTALES
LUN			
MAR	:	:	
MER	:	:	
JEU	;	;	
VEN	:	:	
SAM	:	:	
DIM	:	:	

DATES:

	DÉBUT	FIN	HEURES TOTALES
LUN			
MAR	:	:	
MER	:	:	
JEU	;	;	
VEN	:	:	
SAM	:	:	
DIM	:	:	

DATES:

	DÉBUT	FIN	HEURES TOTALES
LUN			
MAR	:	:	
MER	:	:	
JEU	;	;	
VEN	:	:	
SAM	:	:	
DIM	:	:	

DATES:

	DÉBUT	FIN	HEURES TOTALES
LUN			
MAR	:	:	
MER	:	:	
JEU	;	;	
VEN	:	:	
SAM	:	:	
DIM	:	:	

RECETTES CÉTO

RECETTE POUR :

MONTANT	INGREDIENTS	INSTRUCTIONS

NOTES

NBR CONVIVES	
TEMPS PRÉPARATION	
TEMPS CUISSON	
TYPE CUISSON	
OUTILS	

GLUCIDES	
GRAS	
PROTÉINES	
CALORIES	

RECETTES CÉTO

RECETTE POUR :

MONTANT	INGREDIENTS	INSTRUCTIONS

NOTES

TYPE CUISSON	
OUTILS	
TYPE CUISSON	
OUTILS	
TYPE CUISSON	

GLUCIDES	
GRAS	
PROTÉINES	
CALORIES	

LISTE D'ACHATS HEBDOMADAIRES

NOTES

AVANT APRÈS

MESURES	
DATE	
BRAS DROIT	
BRAS GAUCHE	
TAILLE	
HANCHES	
CUISSE DROITE	
CUISSE GAUCHE	
MOLET DROIT	
MOLLET GAUCHE	
GRAISSE CORPS %	
POIDS	

MESURES	
DATE	
BRAS DROIT	
BRAS GAUCHE	
TAILLE	
HANCHES	
CUISSE DROITE	
CUISSE GAUCHE	
MOLET DROIT	
MOLLET GAUCHE	
GRAISSE CORPS %	
POIDS	

| DATE | | | # JOURNAL QUOTIDIEN |

TEMPS DE SOMMEIL

AU LIT :

RÉVEIL :

QUALITÉ DU SOMMEIL

- ◯ EXCELLENT
- ◯ JUSTE
- ◯ BIEN
- ◯ PAUVRE

HUMEUR ET ÉNERGIE

- ◯ EXCELLENT
- ◯ JUSTE
- ◯ BIEN
- ◯ PAUVRE

EXERCICE

TEMPS :

DURÉE :

TYPE :

COMMENT JE ME SENS :

MES ENVIES AUJOURD'HUI

COMMENT J'AI GÉRÉ CETTE ENVIE

VICTOIRE DU JOUR

DÉFI DU JOUR

NOTES DU JOUR

DATE	

JOURNAL QUOTIDIEN

TEMPS DE SOMMEIL	
AU LIT :	
RÉVEIL :	

QUALITÉ DU SOMMEIL
○ EXCELLENT
○ JUSTE
○ BIEN
○ PAUVRE

HUMEUR ET ÉNERGIE
○ EXCELLENT
○ JUSTE
○ BIEN
○ PAUVRE

EXERCICE	
TEMPS :	
DURÉE :	
TYPE :	
COMMENT JE ME SENS :	

MES ENVIES AUJOURD'HUI

COMMENT J'AI GÉRÉ CETTE ENVIE

VICTOIRE DU JOUR

DÉFI DU JOUR

NOTES DU JOUR

DATE		JOURNAL QUOTIDIEN

TEMPS DE SOMMEIL

AU LIT :

RÉVEIL :

QUALITÉ DU SOMMEIL

- ○ EXCELLENT
- ○ JUSTE
- ○ BIEN
- ○ PAUVRE

HUMEUR ET ÉNERGIE

- ○ EXCELLENT
- ○ JUSTE
- ○ BIEN
- ○ PAUVRE

EXERCICE

TEMPS :

DURÉE :

TYPE :

COMMENT JE ME SENS :

MES ENVIES AUJOURD'HUI

COMMENT J'AI GÉRÉ CETTE ENVIE

VICTOIRE DU JOUR

DÉFI DU JOUR

NOTES DU JOUR

| DATE | | | JOURNAL QUOTIDIEN |

TEMPS DE SOMMEIL

AU LIT :

RÉVEIL :

QUALITÉ DU SOMMEIL

O EXCELLENT

O JUSTE

O BIEN

O PAUVRE

HUMEUR ET ÉNÉRGIE

O EXCELLENT

O JUSTE

O BIEN

O PAUVRE

EXERCICE

TEMPS :

DURÉE :

TYPE :

COMMENT JE ME SENS :

MES ENVIES AUJOURD'HUI

COMMENT J'AI GÉRÉ CETTE ENVIE

VICTOIRE DU JOUR

DÉFI DU JOUR

NOTES DU JOUR

| DATE | | | **JOURNAL QUOTIDIEN** |

TEMPS DE SOMMEIL

AU LIT :

RÉVEIL :

QUALITÉ DU SOMMEIL

- O EXCELLENT
- O JUSTE
- O BIEN
- O PAUVRE

HUMEUR ET ÉNÉRGIE

- O EXCELLENT
- O JUSTE
- O BIEN
- O PAUVRE

EXERCICE

TEMPS :

DURÉE :

TYPE :

COMMENT JE ME SENS :

MES ENVIES AUJOURD'HUI

COMMENT J'AI GÉRÉ CETTE ENVIE

VICTOIRE DU JOUR

DÉFI DU JOUR

NOTES DU JOUR

DATE			JOURNAL QUOTIDIEN

TEMPS DE SOMMEIL

AU LIT :
RÉVEIL :

QUALITÉ DU SOMMEIL

- ○ EXCELLENT
- ○ JUSTE
- ○ BIEN
- ○ PAUVRE

HUMEUR ET ÉNERGIE

- ○ EXCELLENT
- ○ JUSTE
- ○ BIEN
- ○ PAUVRE

EXERCICE

TEMPS :
DURÉE :
TYPE :
COMMENT JE ME SENS :

MES ENVIES AUJOURD'HUI

COMMENT J'AI GÉRÉ CETTE ENVIE

VICTOIRE DU JOUR

DÉFI DU JOUR

NOTES DU JOUR

| DATE | | | JOURNAL QUOTIDIEN |

TEMPS DE SOMMEIL

AU LIT :

RÉVEIL :

QUALITÉ DU SOMMEIL

O EXCELLENT
O JUSTE
O BIEN
O PAUVRE

HUMEUR ET ÉNÉRGIE

O EXCELLENT
O JUSTE
O BIEN
O PAUVRE

EXERCICE

TEMPS :

DURÉE :

TYPE :

COMMENT JE ME SENS :

MES ENVIES AUJOURD'HUI

COMMENT J'AI GÉRÉ CETTE ENVIE

VICTOIRE DU JOUR

DÉFI DU JOUR

NOTES DU JOUR

REPAS HEBDOMADAIRES

	LUNDI	GRAS	GLUCIDES	PROTÉINES
PETIT DÉJEUNER				
DÉJEUNER				
DÎNER				
COLLATION				
	TOTAL			

	MARDI	GRAS	GLUCIDES	PROTÉINES
PETIT DÉJEUNER				
DÉJEUNER				
DÎNER				
COLLATION				
	TOTAL			

	MERCREDI	GRAS	GLUCIDES	PROTÉINES
PETIT DÉJEUNER				
DÉJEUNER				
DÎNER				
COLLATION				
	TOTAL			

	JEUDI	GRAS	GLUCIDES	PROTÉINES
PETIT DÉJEUNER				
DÉJEUNER				
DÎNER				
COLLATION				
	TOTAL			

	VENDREDI	GRAS	GLUCIDES	PROTÉINES
PETIT DÉJEUNER				
DÉJEUNER				
DÎNER				
COLLATION				
	TOTAL			

	SAMEDI	GRAS	GLUCIDES	PROTÉINES
PETIT DÉJEUNER				
DÉJEUNER				
DÎNER				
COLLATION				
	TOTAL			

	DIMANCHE	GRAS	GLUCIDES	PROTÉINES
PETIT DÉJEUNER				
DÉJEUNER				
DÎNER				
COLLATION				
	TOTAL			

TOTAUX SEMAINE	
GRAS	GRAMMES
GLUCIDES	GRAMMES
PROTÉINES	GRAMMES

JEÛNE INTERMITTENT

DATES:

	DÉBUT	FIN	HEURES TOTALES
LUN			
MAR	:	:	
MER	:	:	
JEU	;	;	
VEN	:	:	
SAM	:	:	
DIM	:	:	

DATES:

	DÉBUT	FIN	HEURES TOTALES
LUN			
MAR	:	:	
MER	:	:	
JEU	;	;	
VEN	:	:	
SAM	:	:	
DIM	:	:	

DATES:

	DÉBUT	FIN	HEURES TOTALES
LUN			
MAR	:	:	
MER	:	:	
JEU	;	;	
VEN	:	:	
SAM	:	:	
DIM	:	:	

DATES:

	DÉBUT	FIN	HEURES TOTALES
LUN			
MAR	:	:	
MER	:	:	
JEU	;	;	
VEN	:	:	
SAM	:	:	
DIM	:	:	

DATES:

	DÉBUT	FIN	HEURES TOTALES
LUN			
MAR	:	:	
MER	:	:	
JEU	;	;	
VEN	:	:	
SAM	:	:	
DIM	:	:	

DATES:

	DÉBUT	FIN	HEURES TOTALES
LUN			
MAR	:	:	
MER	:	:	
JEU	;	;	
VEN	:	:	
SAM	:	:	
DIM	:	:	

DATES:			
	DÉBUT	FIN	HEURES TOTALES
LUN			
MAR	:	:	
MER	:	:	
JEU	;	;	
VEN	:	:	
SAM	:	:	
DIM	:	:	

DATES:			
	DÉBUT	FIN	HEURES TOTALES
LUN			
MAR	:	:	
MER	:	:	
JEU	;	;	
VEN	:	:	
SAM	:	:	
DIM	:	:	

DATES:			
	DÉBUT	FIN	HEURES TOTALES
LUN			
MAR	:	:	
MER	:	:	
JEU	;	;	
VEN	:	:	
SAM	:	:	
DIM	:	:	

DATES:			
	DÉBUT	FIN	HEURES TOTALES
LUN			
MAR	:	:	
MER	:	:	
JEU	;	;	
VEN	:	:	
SAM	:	:	
DIM	:	:	

DATES:			
	DÉBUT	FIN	HEURES TOTALES
LUN			
MAR	:	:	
MER	:	:	
JEU	;	;	
VEN	:	:	
SAM	:	:	
DIM	:	:	

DATES:			
	DÉBUT	FIN	HEURES TOTALES
LUN			
MAR	:	:	
MER	:	:	
JEU	;	;	
VEN	:	:	
SAM	:	:	
DIM	:	:	

RECETTES CÉTO

RECETTE POUR :	

MONTANT	INGREDIENTS

INSTRUCTIONS

NOTES

NBR CONVIVES	
TEMPS PRÉPARATION	
TEMPS CUISSON	
TYPE CUISSON	
OUTILS	

GLUCIDES	
GRAS	
PROTÉINES	
CALORIES	

RECETTES CÉTO

RECETTE POUR :	

MONTANT	INGREDIENTS	INSTRUCTIONS

NOTES

TYPE CUISSON	
OUTILS	
TYPE CUISSON	
OUTILS	
TYPE CUISSON	

GLUCIDES	
GRAS	
PROTÉINES	
CALORIES	

LISTE D'ACHATS HEBDOMADAIRES

NOTES

AVANT　　　　　　　APRÈS

MESURES	
DATE	
BRAS DROIT	
BRAS GAUCHE	
TAILLE	
HANCHES	
CUISSE DROITE	
CUISSE GAUCHE	
MOLET DROIT	
MOLLET GAUCHE	
GRAISSE CORPS %	
POIDS	

MESURES	
DATE	
BRAS DROIT	
BRAS GAUCHE	
TAILLE	
HANCHES	
CUISSE DROITE	
CUISSE GAUCHE	
MOLET DROIT	
MOLLET GAUCHE	
GRAISSE CORPS %	
POIDS	

DATE		JOURNAL QUOTIDIEN

TEMPS DE SOMMEIL

AU LIT :

RÉVEIL :

QUALITÉ DU SOMMEIL

- ○ EXCELLENT
- ○ JUSTE
- ○ BIEN
- ○ PAUVRE

HUMEUR ET ÉNÉRGIE

- ○ EXCELLENT
- ○ JUSTE
- ○ BIEN
- ○ PAUVRE

EXERCICE

TEMPS :

DURÉE :

TYPE :

COMMENT JE ME SENS :

MES ENVIES AUJOURD'HUI

COMMENT J'AI GÉRÉ CETTE ENVIE

VICTOIRE DU JOUR

DÉFI DU JOUR

NOTES DU JOUR

DATE		JOURNAL QUOTIDIEN

TEMPS DE SOMMEIL

AU LIT :

RÉVEIL :

QUALITÉ DU SOMMEIL

- ○ EXCELLENT
- ○ JUSTE
- ○ BIEN
- ○ PAUVRE

HUMEUR ET ÉNERGIE

- ○ EXCELLENT
- ○ JUSTE
- ○ BIEN
- ○ PAUVRE

EXERCICE

TEMPS :

DURÉE :

TYPE :

COMMENT JE ME SENS :

MES ENVIES AUJOURD'HUI

COMMENT J'AI GÉRÉ CETTE ENVIE

VICTOIRE DU JOUR

DÉFI DU JOUR

NOTES DU JOUR

DATE		JOURNAL QUOTIDIEN

TEMPS DE SOMMEIL

AU LIT :

RÉVEIL :

QUALITÉ DU SOMMEIL

- O EXCELLENT
- O JUSTE
- O BIEN
- O PAUVRE

HUMEUR ET ÉNÉRGIE

- O EXCELLENT
- O JUSTE
- O BIEN
- O PAUVRE

EXERCICE

TEMPS :

DURÉE :

TYPE :

COMMENT JE ME SENS :

MES ENVIES AUJOURD'HUI

COMMENT J'AI GÉRÉ CETTE ENVIE

VICTOIRE DU JOUR

DÉFI DU JOUR

NOTES DU JOUR

DATE	

JOURNAL QUOTIDIEN

TEMPS DE SOMMEIL

AU LIT :

RÉVEIL :

QUALITÉ DU SOMMEIL

- ○ EXCELLENT
- ○ JUSTE
- ○ BIEN
- ○ PAUVRE

HUMEUR ET ÉNERGIE

- ○ EXCELLENT
- ○ JUSTE
- ○ BIEN
- ○ PAUVRE

EXERCICE

TEMPS :

DURÉE :

TYPE :

COMMENT JE ME SENS :

MES ENVIES AUJOURD'HUI

COMMENT J'AI GÉRÉ CETTE ENVIE

VICTOIRE DU JOUR

DÉFI DU JOUR

NOTES DU JOUR

DATE			

JOURNAL QUOTIDIEN

TEMPS DE SOMMEIL

AU LIT :

RÉVEIL :

QUALITÉ DU SOMMEIL

O EXCELLENT

O JUSTE

O BIEN

O PAUVRE

HUMEUR ET ÉNERGIE

O EXCELLENT

O JUSTE

O BIEN

O PAUVRE

EXERCICE

TEMPS :

DURÉE :

TYPE :

COMMENT JE ME SENS :

MES ENVIES AUJOURD'HUI

COMMENT J'AI GÉRÉ CETTE ENVIE

VICTOIRE DU JOUR

DÉFI DU JOUR

NOTES DU JOUR

DATE	

JOURNAL QUOTIDIEN

TEMPS DE SOMMEIL

AU LIT :

RÉVEIL :

QUALITÉ DU SOMMEIL

O EXCELLENT

O JUSTE

O BIEN

O PAUVRE

HUMEUR ET ÉNÉRGIE

O EXCELLENT

O JUSTE

O BIEN

O PAUVRE

EXERCICE

TEMPS :

DURÉE :

TYPE :

COMMENT JE ME SENS :

MES ENVIES AUJOURD'HUI

COMMENT J'AI GÉRÉ CETTE ENVIE

VICTOIRE DU JOUR

DÉFI DU JOUR

NOTES DU JOUR

| DATE | | | JOURNAL QUOTIDIEN |

TEMPS DE SOMMEIL

AU LIT :

RÉVEIL :

QUALITÉ DU SOMMEIL

O EXCELLENT

O JUSTE

O BIEN

O PAUVRE

HUMEUR ET ÉNÉRGIE

O EXCELLENT

O JUSTE

O BIEN

O PAUVRE

EXERCICE

TEMPS :

DURÉE :

TYPE :

COMMENT JE ME SENS :

MES ENVIES AUJOURD'HUI

COMMENT J'AI GÉRÉ CETTE ENVIE

VICTOIRE DU JOUR

DÉFI DU JOUR

NOTES DU JOUR

REPAS HEBDOMADAIRES

	LUNDI	GRAS	GLUCIDES	PROTÉINES
PETIT DÉJEUNER				
DÉJEUNER				
DÎNER				
COLLATION				
	TOTAL			

	MARDI	GRAS	GLUCIDES	PROTÉINES
PETIT DÉJEUNER				
DÉJEUNER				
DÎNER				
COLLATION				
	TOTAL			

	MERCREDI	GRAS	GLUCIDES	PROTÉINES
PETIT DÉJEUNER				
DÉJEUNER				
DÎNER				
COLLATION				
	TOTAL			

	JEUDI	GRAS	GLUCIDES	PROTÉINES
PETIT DÉJEUNER				
DÉJEUNER				
DÎNER				
COLLATION				
	TOTAL			

	VENDREDI	GRAS	GLUCIDES	PROTÉINES
PETIT DÉJEUNER				
DÉJEUNER				
DÎNER				
COLLATION				
	TOTAL			

	SAMEDI	GRAS	GLUCIDES	PROTÉINES
PETIT DÉJEUNER				
DÉJEUNER				
DÎNER				
COLLATION				
	TOTAL			

	DIMANCHE	GRAS	GLUCIDES	PROTÉINES
PETIT DÉJEUNER				
DÉJEUNER				
DÎNER				
COLLATION				
	TOTAL			

TOTAUX SEMAINE	
GRAS	GRAMMES
GLUCIDES	GRAMMES
PROTÉINES	GRAMMES

JEÛNE INTERMITTENT

DATES:			
	DÉBUT	FIN	HEURES TOTALES
LUN			
MAR	:	:	
MER	:	:	
JEU	;	;	
VEN	:	:	
SAM	:	:	
DIM	:	:	

DATES:			
	DÉBUT	FIN	HEURES TOTALES
LUN			
MAR	:	:	
MER	:	:	
JEU	;	;	
VEN	:	:	
SAM	:	:	
DIM	:	:	

DATES:			
	DÉBUT	FIN	HEURES TOTALES
LUN			
MAR	:	:	
MER	:	:	
JEU	;	;	
VEN	:	:	
SAM	:	:	
DIM	:	:	

DATES:			
	DÉBUT	FIN	HEURES TOTALES
LUN			
MAR	:	:	
MER	:	:	
JEU	;	;	
VEN	:	:	
SAM	:	:	
DIM	:	:	

DATES:			
	DÉBUT	FIN	HEURES TOTALES
LUN			
MAR	:	:	
MER	:	:	
JEU	;	;	
VEN	:	:	
SAM	:	:	
DIM	:	:	

DATES:			
	DÉBUT	FIN	HEURES TOTALES
LUN			
MAR	:	:	
MER	:	:	
JEU	;	;	
VEN	:	:	
SAM	:	:	
DIM	:	:	

DATES:

	DÉBUT	FIN	HEURES TOTALES
LUN			
MAR	:	:	
MER	:	:	
JEU	;	;	
VEN	:	:	
SAM	:	:	
DIM	:	:	

DATES:

	DÉBUT	FIN	HEURES TOTALES
LUN			
MAR	:	:	
MER	:	:	
JEU	;	;	
VEN	:	:	
SAM	:	:	
DIM	:	:	

DATES:

	DÉBUT	FIN	HEURES TOTALES
LUN			
MAR	:	:	
MER	:	:	
JEU	;	;	
VEN	:	:	
SAM	:	:	
DIM	:	:	

DATES:

	DÉBUT	FIN	HEURES TOTALES
LUN			
MAR	:	:	
MER	:	:	
JEU	;	;	
VEN	:	:	
SAM	:	:	
DIM	:	:	

DATES:

	DÉBUT	FIN	HEURES TOTALES
LUN			
MAR	:	:	
MER	:	:	
JEU	;	;	
VEN	:	:	
SAM	:	:	
DIM	:	:	

DATES:

	DÉBUT	FIN	HEURES TOTALES
LUN			
MAR	:	:	
MER	:	:	
JEU	;	;	
VEN	:	:	
SAM	:	:	
DIM	:	:	

RECETTES CÉTO

RECETTE POUR :	

MONTANT	INGREDIENTS	INSTRUCTIONS

NOTES

NBR CONVIVES	
TEMPS PRÉPARATION	
TEMPS CUISSON	
TYPE CUISSON	
OUTILS	

GLUCIDES	
GRAS	
PROTÉINES	
CALORIES	

RECETTES CÉTO

RECETTE POUR :

MONTANT	INGREDIENTS

INSTRUCTIONS

NOTES

TYPE CUISSON	
OUTILS	
TYPE CUISSON	
OUTILS	
TYPE CUISSON	

GLUCIDES	
GRAS	
PROTÉINES	
CALORIES	

LISTE D'ACHATS HEBDOMADAIRES

- ○
- ○
- ○
- ○
- ○
- ○
- ○
- ○
- ○
- ○
- ○
- ○
- ○
- ○
- ○
- ○
- ○
- ○
- ○
- ○
- ○
- ○
- ○
- ○
- ○
- ○
- ○
- ○

- ○
- ○
- ○
- ○
- ○
- ○
- ○
- ○
- ○
- ○
- ○
- ○
- ○
- ○
- ○
- ○
- ○
- ○
- ○
- ○
- ○
- ○
- ○
- ○
- ○
- ○
- ○
- ○

NOTES

AVANT　　　　　APRÈS

MESURES	
DATE	
BRAS DROIT	
BRAS GAUCHE	
TAILLE	
HANCHES	
CUISSE DROITE	
CUISSE GAUCHE	
MOLET DROIT	
MOLLET GAUCHE	
GRAISSE CORPS %	
POIDS	

MESURES	
DATE	
BRAS DROIT	
BRAS GAUCHE	
TAILLE	
HANCHES	
CUISSE DROITE	
CUISSE GAUCHE	
MOLET DROIT	
MOLLET GAUCHE	
GRAISSE CORPS %	
POIDS	

| DATE | | | JOURNAL QUOTIDIEN |

TEMPS DE SOMMEIL

AU LIT :

RÉVEIL :

QUALITÉ DU SOMMEIL

O EXCELLENT

O JUSTE

O BIEN

O PAUVRE

HUMEUR ET ÉNERGIE

O EXCELLENT

O JUSTE

O BIEN

O PAUVRE

EXERCICE

TEMPS :

DURÉE :

TYPE :

COMMENT JE ME SENS :

MES ENVIES AUJOURD'HUI

COMMENT J'AI GÉRÉ CETTE ENVIE

VICTOIRE DU JOUR

DÉFI DU JOUR

NOTES DU JOUR

DATE	

JOURNAL QUOTIDIEN

TEMPS DE SOMMEIL

AU LIT :

RÉVEIL :

QUALITÉ DU SOMMEIL

O EXCELLENT

O JUSTE

O BIEN

O PAUVRE

HUMEUR ET ÉNÉRGIE

O EXCELLENT

O JUSTE

O BIEN

O PAUVRE

EXERCICE

TEMPS :

DURÉE :

TYPE :

COMMENT JE ME SENS :

MES ENVIES AUJOURD'HUI

COMMENT J'AI GÉRÉ CETTE ENVIE

VICTOIRE DU JOUR

DÉFI DU JOUR

NOTES DU JOUR

DATE			JOURNAL QUOTIDIEN

TEMPS DE SOMMEIL

AU LIT :

RÉVEIL :

QUALITÉ DU SOMMEIL

- O EXCELLENT
- O JUSTE
- O BIEN
- O PAUVRE

HUMEUR ET ÉNÉRGIE

- O EXCELLENT
- O JUSTE
- O BIEN
- O PAUVRE

EXERCICE

TEMPS :

DURÉE :

TYPE :

COMMENT JE ME SENS :

MES ENVIES AUJOURD'HUI

COMMENT J'AI GÉRÉ CETTE ENVIE

VICTOIRE DU JOUR

DÉFI DU JOUR

NOTES DU JOUR

DATE	

JOURNAL QUOTIDIEN

TEMPS DE SOMMEIL

AU LIT :

RÉVEIL :

QUALITÉ DU SOMMEIL

○ EXCELLENT

○ JUSTE

○ BIEN

○ PAUVRE

HUMEUR ET ÉNERGIE

○ EXCELLENT

○ JUSTE

○ BIEN

○ PAUVRE

EXERCICE

TEMPS :

DURÉE :

TYPE :

COMMENT JE ME SENS :

MES ENVIES AUJOURD'HUI

COMMENT J'AI GÉRÉ CETTE ENVIE

VICTOIRE DU JOUR

DÉFI DU JOUR

NOTES DU JOUR

| DATE | | | JOURNAL QUOTIDIEN |

TEMPS DE SOMMEIL

AU LIT :

RÉVEIL :

QUALITÉ DU SOMMEIL

O EXCELLENT

O JUSTE

O BIEN

O PAUVRE

HUMEUR ET ÉNERGIE

O EXCELLENT

O JUSTE

O BIEN

O PAUVRE

EXERCICE

TEMPS :

DURÉE :

TYPE :

COMMENT JE ME SENS :

MES ENVIES AUJOURD'HUI

COMMENT J'AI GÉRÉ CETTE ENVIE

VICTOIRE DU JOUR

DÉFI DU JOUR

NOTES DU JOUR

| DATE | |

JOURNAL QUOTIDIEN

TEMPS DE SOMMEIL
AU LIT :

RÉVEIL :

QUALITÉ DU SOMMEIL
- ◯ EXCELLENT
- ◯ JUSTE
- ◯ BIEN
- ◯ PAUVRE

HUMEUR ET ÉNERGIE
- ◯ EXCELLENT
- ◯ JUSTE
- ◯ BIEN
- ◯ PAUVRE

EXERCICE
TEMPS :

DURÉE :

TYPE :

COMMENT JE ME SENS :

MES ENVIES AUJOURD'HUI

COMMENT J'AI GÉRÉ CETTE ENVIE

VICTOIRE DU JOUR

DÉFI DU JOUR

NOTES DU JOUR

| DATE | | | # JOURNAL QUOTIDIEN |

TEMPS DE SOMMEIL

AU LIT :

RÉVEIL :

QUALITÉ DU SOMMEIL

O EXCELLENT

O JUSTE

O BIEN

O PAUVRE

HUMEUR ET ÉNERGIE

O EXCELLENT

O JUSTE

O BIEN

O PAUVRE

EXERCICE

TEMPS :

DURÉE :

TYPE :

COMMENT JE ME SENS :

MES ENVIES AUJOURD'HUI

COMMENT J'AI GÉRÉ CETTE ENVIE

VICTOIRE DU JOUR

DÉFI DU JOUR

NOTES DU JOUR

REPAS HEBDOMADAIRES

	LUNDI	GRAS	GLUCIDES	PROTÉINES
PETIT DÉJEUNER				
DÉJEUNER				
DÎNER				
COLLATION				
	TOTAL			

	MARDI	GRAS	GLUCIDES	PROTÉINES
PETIT DÉJEUNER				
DÉJEUNER				
DÎNER				
COLLATION				
	TOTAL			

	MERCREDI	GRAS	GLUCIDES	PROTÉINES
PETIT DÉJEUNER				
DÉJEUNER				
DÎNER				
COLLATION				
	TOTAL			

	JEUDI	GRAS	GLUCIDES	PROTÉINES
PETIT DÉJEUNER				
DÉJEUNER				
DÎNER				
COLLATION				
	TOTAL			

	VENDREDI	GRAS	GLUCIDES	PROTÉINES
PETIT DÉJEUNER				
DÉJEUNER				
DÎNER				
COLLATION				
	TOTAL			

	SAMEDI	GRAS	GLUCIDES	PROTÉINES
PETIT DÉJEUNER				
DÉJEUNER				
DÎNER				
COLLATION				
	TOTAL			

	DIMANCHE	GRAS	GLUCIDES	PROTÉINES
PETIT DÉJEUNER				
DÉJEUNER				
DÎNER				
COLLATION				
	TOTAL			

TOTAUX SEMAINE	
GRAS	GRAMMES
GLUCIDES	GRAMMES
PROTÉINES	GRAMMES

JEÛNE INTERMITTENT

DATES:

	DÉBUT	FIN	HEURES TOTALES
LUN			
MAR	:	:	
MER	:	:	
JEU	;	;	
VEN	:	:	
SAM	:	:	
DIM	:	:	

DATES:

	DÉBUT	FIN	HEURES TOTALES
LUN			
MAR	:	:	
MER	:	:	
JEU	;	;	
VEN	:	:	
SAM	:	:	
DIM	:	:	

DATES:

	DÉBUT	FIN	HEURES TOTALES
LUN			
MAR	:	:	
MER	:	:	
JEU	;	;	
VEN	:	:	
SAM	:	:	
DIM	:	:	

DATES:

	DÉBUT	FIN	HEURES TOTALES
LUN			
MAR	:	:	
MER	:	:	
JEU	;	;	
VEN	:	:	
SAM	:	:	
DIM	:	:	

DATES:

	DÉBUT	FIN	HEURES TOTALES
LUN			
MAR	:	:	
MER	:	:	
JEU	;	;	
VEN	:	:	
SAM	:	:	
DIM	:	:	

DATES:

	DÉBUT	FIN	HEURES TOTALES
LUN			
MAR	:	:	
MER	:	:	
JEU	;	;	
VEN	:	:	
SAM	:	:	
DIM	:	:	

DATES:

	DÉBUT	FIN	HEURES TOTALES
LUN			
MAR	:	:	
MER	:	:	
JEU	;	;	
VEN	:	:	
SAM	:	:	
DIM	:	:	

DATES:

	DÉBUT	FIN	HEURES TOTALES
LUN			
MAR	:	:	
MER	:	:	
JEU	;	;	
VEN	:	:	
SAM	:	:	
DIM	:	:	

DATES:

	DÉBUT	FIN	HEURES TOTALES
LUN			
MAR	:	:	
MER	:	:	
JEU	;	;	
VEN	:	:	
SAM	:	:	
DIM	:	:	

DATES:

	DÉBUT	FIN	HEURES TOTALES
LUN			
MAR	:	:	
MER	:	:	
JEU	;	;	
VEN	:	:	
SAM	:	:	
DIM	:	:	

DATES:

	DÉBUT	FIN	HEURES TOTALES
LUN			
MAR	:	:	
MER	:	:	
JEU	;	;	
VEN	:	:	
SAM	:	:	
DIM	:	:	

DATES:

	DÉBUT	FIN	HEURES TOTALES
LUN			
MAR	:	:	
MER	:	:	
JEU	;	;	
VEN	:	:	
SAM	:	:	
DIM	:	:	

RECETTES CÉTO

RECETTE POUR :

MONTANT	INGREDIENTS	INSTRUCTIONS

NOTES

NBR CONVIVES	
TEMPS PRÉPARATION	
TEMPS CUISSON	
TYPE CUISSON	
OUTILS	

GLUCIDES	
GRAS	
PROTÉINES	
CALORIES	

RECETTES CÉTO

RECETTE POUR :	

MONTANT	INGREDIENTS	INSTRUCTIONS

NOTES

TYPE CUISSON	
OUTILS	
TYPE CUISSON	
OUTILS	
TYPE CUISSON	

GLUCIDES	
GRAS	
PROTÉINES	
CALORIES	

LISTE D'ACHATS HEBDOMADAIRES

NOTES

AVANT

APRÈS

MESURES	
DATE	
BRAS DROIT	
BRAS GAUCHE	
TAILLE	
HANCHES	
CUISSE DROITE	
CUISSE GAUCHE	
MOLET DROIT	
MOLLET GAUCHE	
GRAISSE CORPS %	
POIDS	

MESURES	
DATE	
BRAS DROIT	
BRAS GAUCHE	
TAILLE	
HANCHES	
CUISSE DROITE	
CUISSE GAUCHE	
MOLET DROIT	
MOLLET GAUCHE	
GRAISSE CORPS %	
POIDS	

| DATE | | | **JOURNAL QUOTIDIEN** |

TEMPS DE SOMMEIL

AU LIT :

RÉVEIL :

QUALITÉ DU SOMMEIL

- O EXCELLENT
- O JUSTE
- O BIEN
- O PAUVRE

HUMEUR ET ÉNÉRGIE

- O EXCELLENT
- O JUSTE
- O BIEN
- O PAUVRE

EXERCICE

TEMPS :

DURÉE :

TYPE :

COMMENT JE ME SENS :

MES ENVIES AUJOURD'HUI

COMMENT J'AI GÉRÉ CETTE ENVIE

VICTOIRE DU JOUR

DÉFI DU JOUR

NOTES DU JOUR

| DATE | | | JOURNAL QUOTIDIEN |

TEMPS DE SOMMEIL

AU LIT :

RÉVEIL :

QUALITÉ DU SOMMEIL

- ○ EXCELLENT
- ○ JUSTE
- ○ BIEN
- ○ PAUVRE

HUMEUR ET ÉNÉRGIE

- ○ EXCELLENT
- ○ JUSTE
- ○ BIEN
- ○ PAUVRE

EXERCICE

TEMPS :

DURÉE :

TYPE :

COMMENT JE ME SENS :

MES ENVIES AUJOURD'HUI

COMMENT J'AI GÉRÉ CETTE ENVIE

VICTOIRE DU JOUR

DÉFI DU JOUR

NOTES DU JOUR

| DATE | | | JOURNAL QUOTIDIEN |

TEMPS DE SOMMEIL

AU LIT :

RÉVEIL :

QUALITÉ DU SOMMEIL

O EXCELLENT
O JUSTE
O BIEN
O PAUVRE

HUMEUR ET ÉNERGIE

O EXCELLENT
O JUSTE
O BIEN
O PAUVRE

EXERCICE

TEMPS :

DURÉE :

TYPE :

COMMENT JE ME SENS :

MES ENVIES AUJOURD'HUI

COMMENT J'AI GÉRÉ CETTE ENVIE

VICTOIRE DU JOUR

DÉFI DU JOUR

NOTES DU JOUR

| DATE | |

JOURNAL QUOTIDIEN

TEMPS DE SOMMEIL

AU LIT :

RÉVEIL :

QUALITÉ DU SOMMEIL

- O EXCELLENT
- O JUSTE
- O BIEN
- O PAUVRE

HUMEUR ET ÉNERGIE

- O EXCELLENT
- O JUSTE
- O BIEN
- O PAUVRE

EXERCICE

TEMPS :

DURÉE :

TYPE :

COMMENT JE ME SENS :

MES ENVIES AUJOURD'HUI

COMMENT J'AI GÉRÉ CETTE ENVIE

VICTOIRE DU JOUR

DÉFI DU JOUR

NOTES DU JOUR

| DATE | | | **JOURNAL QUOTIDIEN** |

TEMPS DE SOMMEIL

AU LIT :

RÉVEIL :

QUALITÉ DU SOMMEIL

- ○ EXCELLENT
- ○ JUSTE
- ○ BIEN
- ○ PAUVRE

HUMEUR ET ÉNÉRGIE

- ○ EXCELLENT
- ○ JUSTE
- ○ BIEN
- ○ PAUVRE

EXERCICE

TEMPS :

DURÉE :

TYPE :

COMMENT JE ME SENS :

MES ENVIES AUJOURD'HUI

COMMENT J'AI GÉRÉ CETTE ENVIE

VICTOIRE DU JOUR

DÉFI DU JOUR

NOTES DU JOUR

DATE	

JOURNAL QUOTIDIEN

TEMPS DE SOMMEIL

AU LIT :

RÉVEIL :

QUALITÉ DU SOMMEIL

- O EXCELLENT
- O JUSTE
- O BIEN
- O PAUVRE

HUMEUR ET ÉNÉRGIE

- O EXCELLENT
- O JUSTE
- O BIEN
- O PAUVRE

EXERCICE

TEMPS :

DURÉE :

TYPE :

COMMENT JE ME SENS :

MES ENVIES AUJOURD'HUI

COMMENT J'AI GÉRÉ CETTE ENVIE

VICTOIRE DU JOUR

DÉFI DU JOUR

NOTES DU JOUR

| DATE | | | JOURNAL QUOTIDIEN |

TEMPS DE SOMMEIL

AU LIT :

RÉVEIL :

QUALITÉ DU SOMMEIL

O EXCELLENT

O JUSTE

O BIEN

O PAUVRE

HUMEUR ET ÉNÉRGIE

O EXCELLENT

O JUSTE

O BIEN

O PAUVRE

EXERCICE

TEMPS :

DURÉE :

TYPE :

COMMENT JE ME SENS :

MES ENVIES AUJOURD'HUI

COMMENT J'AI GÉRÉ CETTE ENVIE

VICTOIRE DU JOUR

DÉFI DU JOUR

NOTES DU JOUR

REPAS HEBDOMADAIRES

	LUNDI	GRAS	GLUCIDES	PROTÉINES
PETIT DÉJEUNER				
DÉJEUNER				
DÎNER				
COLLATION				
	TOTAL			

	MARDI	GRAS	GLUCIDES	PROTÉINES
PETIT DÉJEUNER				
DÉJEUNER				
DÎNER				
COLLATION				
	TOTAL			

	MERCREDI	GRAS	GLUCIDES	PROTÉINES
PETIT DÉJEUNER				
DÉJEUNER				
DÎNER				
COLLATION				
	TOTAL			

	JEUDI	GRAS	GLUCIDES	PROTÉINES
PETIT DÉJEUNER				
DÉJEUNER				
DÎNER				
COLLATION				
	TOTAL			

	VENDREDI	GRAS	GLUCIDES	PROTÉINES
PETIT DÉJEUNER				
DÉJEUNER				
DÎNER				
COLLATION				
	TOTAL			

	SAMEDI	GRAS	GLUCIDES	PROTÉINES
PETIT DÉJEUNER				
DÉJEUNER				
DÎNER				
COLLATION				
	TOTAL			

	DIMANCHE	GRAS	GLUCIDES	PROTÉINES
PETIT DÉJEUNER				
DÉJEUNER				
DÎNER				
COLLATION				
	TOTAL			

TOTAUX SEMAINE	
GRAS	GRAMMES
GLUCIDES	GRAMMES
PROTÉINES	GRAMMES

JEÛNE INTERMITTENT

DATES:

	DÉBUT	FIN	HEURES TOTALES
LUN			
MAR	:	:	
MER	:	:	
JEU	;	;	
VEN	:	:	
SAM	:	:	
DIM	:	:	

DATES:

	DÉBUT	FIN	HEURES TOTALES
LUN			
MAR	:	:	
MER	:	:	
JEU	;	;	
VEN	:	:	
SAM	:	:	
DIM	:	:	

DATES:

	DÉBUT	FIN	HEURES TOTALES
LUN			
MAR	:	:	
MER	:	:	
JEU	;	;	
VEN	:	:	
SAM	:	:	
DIM	:	:	

DATES:

	DÉBUT	FIN	HEURES TOTALES
LUN			
MAR	:	:	
MER	:	:	
JEU	;	;	
VEN	:	:	
SAM	:	:	
DIM	:	:	

DATES:

	DÉBUT	FIN	HEURES TOTALES
LUN			
MAR	:	:	
MER	:	:	
JEU	;	;	
VEN	:	:	
SAM	:	:	
DIM	:	:	

DATES:

	DÉBUT	FIN	HEURES TOTALES
LUN			
MAR	:	:	
MER	:	:	
JEU	;	;	
VEN	:	:	
SAM	:	:	
DIM	:	:	

DATES:			
	DÉBUT	FIN	HEURES TOTALES
LUN			
MAR	:	:	
MER	:	:	
JEU	;	;	
VEN	:	:	
SAM	:	:	
DIM	:	:	

DATES:			
	DÉBUT	FIN	HEURES TOTALES
LUN			
MAR	:	:	
MER	:	:	
JEU	;	;	
VEN	:	:	
SAM	:	:	
DIM	:	:	

DATES:			
	DÉBUT	FIN	HEURES TOTALES
LUN			
MAR	:	:	
MER	:	:	
JEU	;	;	
VEN	:	:	
SAM	:	:	
DIM	:	:	

DATES:			
	DÉBUT	FIN	HEURES TOTALES
LUN			
MAR	:	:	
MER	:	:	
JEU	;	;	
VEN	:	:	
SAM	:	:	
DIM	:	:	

DATES:			
	DÉBUT	FIN	HEURES TOTALES
LUN			
MAR	:	:	
MER	:	:	
JEU	;	;	
VEN	:	:	
SAM	:	:	
DIM	:	:	

DATES:			
	DÉBUT	FIN	HEURES TOTALES
LUN			
MAR	:	:	
MER	:	:	
JEU	;	;	
VEN	:	:	
SAM	:	:	
DIM	:	:	

RECETTES CÉTO

RECETTE POUR :	

MONTANT	INGREDIENTS

INSTRUCTIONS

NOTES

NBR CONVIVES	
TEMPS PRÉPARATION	
TEMPS CUISSON	
TYPE CUISSON	
OUTILS	

GLUCIDES	
GRAS	
PROTÉINES	
CALORIES	

RECETTES CÉTO

RECETTE POUR :

MONTANT	INGREDIENTS

INSTRUCTIONS

NOTES

TYPE CUISSON	
OUTILS	
TYPE CUISSON	
OUTILS	
TYPE CUISSON	

GLUCIDES	
GRAS	
PROTÉINES	
CALORIES	

LISTE D'ACHATS HEBDOMADAIRES

NOTES

AVANT   APRÈS

MESURES	
DATE	
BRAS DROIT	
BRAS GAUCHE	
TAILLE	
HANCHES	
CUISSE DROITE	
CUISSE GAUCHE	
MOLET DROIT	
MOLLET GAUCHE	
GRAISSE CORPS %	
POIDS	

MESURES	
DATE	
BRAS DROIT	
BRAS GAUCHE	
TAILLE	
HANCHES	
CUISSE DROITE	
CUISSE GAUCHE	
MOLET DROIT	
MOLLET GAUCHE	
GRAISSE CORPS %	
POIDS	

DATE		# JOURNAL QUOTIDIEN

TEMPS DE SOMMEIL

AU LIT :

RÉVEIL :

QUALITÉ DU SOMMEIL

O EXCELLENT

O JUSTE

O BIEN

O PAUVRE

HUMEUR ET ÉNÉRGIE

O EXCELLENT

O JUSTE

O BIEN

O PAUVRE

EXERCICE

TEMPS :

DURÉE :

TYPE :

COMMENT JE ME SENS :

MES ENVIES AUJOURD'HUI

COMMENT J'AI GÉRÉ CETTE ENVIE

VICTOIRE DU JOUR

DÉFI DU JOUR

NOTES DU JOUR

DATE	

JOURNAL QUOTIDIEN

TEMPS DE SOMMEIL

AU LIT :

RÉVEIL :

QUALITÉ DU SOMMEIL

O EXCELLENT

O JUSTE

O BIEN

O PAUVRE

HUMEUR ET ÉNERGIE

O EXCELLENT

O JUSTE

O BIEN

O PAUVRE

EXERCICE

TEMPS :

DURÉE :

TYPE :

COMMENT JE ME SENS :

MES ENVIES AUJOURD'HUI

COMMENT J'AI GÉRÉ CETTE ENVIE

VICTOIRE DU JOUR

DÉFI DU JOUR

NOTES DU JOUR

DATE			

JOURNAL QUOTIDIEN

TEMPS DE SOMMEIL

AU LIT :

RÉVEIL :

QUALITÉ DU SOMMEIL

O EXCELLENT

O JUSTE

O BIEN

O PAUVRE

HUMEUR ET ÉNERGIE

O EXCELLENT

O JUSTE

O BIEN

O PAUVRE

EXERCICE

TEMPS :

DURÉE :

TYPE :

COMMENT JE ME SENS :

MES ENVIES AUJOURD'HUI

COMMENT J'AI GÉRÉ CETTE ENVIE

VICTOIRE DU JOUR

DÉFI DU JOUR

NOTES DU JOUR

DATE	

JOURNAL QUOTIDIEN

TEMPS DE SOMMEIL	
AU LIT :	
RÉVEIL :	

QUALITÉ DU SOMMEIL
O EXCELLENT
O JUSTE
O BIEN
O PAUVRE

HUMEUR ET ÉNÉRGIE
O EXCELLENT
O JUSTE
O BIEN
O PAUVRE

EXERCICE
TEMPS :
DURÉE :
TYPE :
COMMENT JE ME SENS :

MES ENVIES AUJOURD'HUI

COMMENT J'AI GÉRÉ CETTE ENVIE

VICTOIRE DU JOUR

DÉFI DU JOUR

NOTES DU JOUR

| DATE | | | **JOURNAL QUOTIDIEN** |

TEMPS DE SOMMEIL

AU LIT :

RÉVEIL :

QUALITÉ DU SOMMEIL

- ◯ EXCELLENT
- ◯ JUSTE
- ◯ BIEN
- ◯ PAUVRE

HUMEUR ET ÉNERGIE

- ◯ EXCELLENT
- ◯ JUSTE
- ◯ BIEN
- ◯ PAUVRE

EXERCICE

TEMPS :

DURÉE :

TYPE :

COMMENT JE ME SENS :

MES ENVIES AUJOURD'HUI

COMMENT J'AI GÉRÉ CETTE ENVIE

VICTOIRE DU JOUR

DÉFI DU JOUR

NOTES DU JOUR

| DATE | | | JOURNAL QUOTIDIEN |

TEMPS DE SOMMEIL

AU LIT :

RÉVEIL :

QUALITÉ DU SOMMEIL

- ○ EXCELLENT
- ○ JUSTE
- ○ BIEN
- ○ PAUVRE

HUMEUR ET ÉNÉRGIE

- ○ EXCELLENT
- ○ JUSTE
- ○ BIEN
- ○ PAUVRE

EXERCICE

TEMPS :

DURÉE :

TYPE :

COMMENT JE ME SENS :

MES ENVIES AUJOURD'HUI

COMMENT J'AI GÉRÉ CETTE ENVIE

VICTOIRE DU JOUR

DÉFI DU JOUR

NOTES DU JOUR

| DATE | | JOURNAL QUOTIDIEN |

TEMPS DE SOMMEIL

AU LIT :

RÉVEIL :

QUALITÉ DU SOMMEIL

- ○ EXCELLENT
- ○ JUSTE
- ○ BIEN
- ○ PAUVRE

HUMEUR ET ÉNÉRGIE

- ○ EXCELLENT
- ○ JUSTE
- ○ BIEN
- ○ PAUVRE

EXERCICE

TEMPS :

DURÉE :

TYPE :

COMMENT JE ME SENS :

MES ENVIES AUJOURD'HUI

COMMENT J'AI GÉRÉ CETTE ENVIE

VICTOIRE DU JOUR

DÉFI DU JOUR

NOTES DU JOUR

REPAS HEBDOMADAIRES

	LUNDI		GRAS	GLUCIDES	PROTÉINES
PETIT DÉJEUNER					
DÉJEUNER					
DÎNER					
COLLATION					
		TOTAL			

	MARDI		GRAS	GLUCIDES	PROTÉINES
PETIT DÉJEUNER					
DÉJEUNER					
DÎNER					
COLLATION					
		TOTAL			

	MERCREDI		GRAS	GLUCIDES	PROTÉINES
PETIT DÉJEUNER					
DÉJEUNER					
DÎNER					
COLLATION					
		TOTAL			

	JEUDI		GRAS	GLUCIDES	PROTÉINES
PETIT DÉJEUNER					
DÉJEUNER					
DÎNER					
COLLATION					
		TOTAL			

		VENDREDI	GRAS	GLUCIDES	PROTÉINES
PETIT DÉJEUNER					
DÉJEUNER					
DÎNER					
COLLATION					
		TOTAL			

		SAMEDI	GRAS	GLUCIDES	PROTÉINES
PETIT DÉJEUNER					
DÉJEUNER					
DÎNER					
COLLATION					
		TOTAL			

		DIMANCHE	GRAS	GLUCIDES	PROTÉINES
PETIT DÉJEUNER					
DÉJEUNER					
DÎNER					
COLLATION					
		TOTAL			

TOTAUX SEMAINE	
GRAS	GRAMMES
GLUCIDES	GRAMMES
PROTÉINES	GRAMMES

JEÛNE INTERMITTENT

DATES:

	DÉBUT	FIN	HEURES TOTALES
LUN			
MAR	:	:	
MER	:	:	
JEU	;	;	
VEN	:	:	
SAM	:	:	
DIM	:	:	

DATES:

	DÉBUT	FIN	HEURES TOTALES
LUN			
MAR	:	:	
MER	:	:	
JEU	;	;	
VEN	:	:	
SAM	:	:	
DIM	:	:	

DATES:

	DÉBUT	FIN	HEURES TOTALES
LUN			
MAR	:	:	
MER	:	:	
JEU	;	;	
VEN	:	:	
SAM	:	:	
DIM	:	:	

DATES:

	DÉBUT	FIN	HEURES TOTALES
LUN			
MAR	:	:	
MER	:	:	
JEU	;	;	
VEN	:	:	
SAM	:	:	
DIM	:	:	

DATES:

	DÉBUT	FIN	HEURES TOTALES
LUN			
MAR	:	:	
MER	:	:	
JEU	;	;	
VEN	:	:	
SAM	:	:	
DIM	:	:	

DATES:

	DÉBUT	FIN	HEURES TOTALES
LUN			
MAR	:	:	
MER	:	:	
JEU	;	;	
VEN	:	:	
SAM	:	:	
DIM	:	:	

DATES:

	DÉBUT	FIN	HEURES TOTALES
LUN			
MAR	:	:	
MER	:	:	
JEU	;	;	
VEN	:	:	
SAM	:	:	
DIM	:	:	

DATES:

	DÉBUT	FIN	HEURES TOTALES
LUN			
MAR	:	:	
MER	:	:	
JEU	;	;	
VEN	:	:	
SAM	:	:	
DIM	:	:	

DATES:

	DÉBUT	FIN	HEURES TOTALES
LUN			
MAR	:	:	
MER	:	:	
JEU	;	;	
VEN	:	:	
SAM	:	:	
DIM	:	:	

DATES:

	DÉBUT	FIN	HEURES TOTALES
LUN			
MAR	:	:	
MER	:	:	
JEU	;	;	
VEN	:	:	
SAM	:	:	
DIM	:	:	

DATES:

	DÉBUT	FIN	HEURES TOTALES
LUN			
MAR	:	:	
MER	:	:	
JEU	;	;	
VEN	:	:	
SAM	:	:	
DIM	:	:	

DATES:

	DÉBUT	FIN	HEURES TOTALES
LUN			
MAR	:	:	
MER	:	:	
JEU	;	;	
VEN	:	:	
SAM	:	:	
DIM	:	:	

RECETTES CÉTO

RECETTE POUR :

MONTANT	INGREDIENTS

INSTRUCTIONS

NOTES

NBR CONVIVES	
TEMPS PRÉPARATION	
TEMPS CUISSON	
TYPE CUISSON	
OUTILS	

GLUCIDES	
GRAS	
PROTÉINES	
CALORIES	

RECETTES CÉTO

RECETTE POUR :

MONTANT	INGREDIENTS

INSTRUCTIONS

NOTES

TYPE CUISSON	
OUTILS	
TYPE CUISSON	
OUTILS	
TYPE CUISSON	

GLUCIDES	
GRAS	
PROTÉINES	
CALORIES	

LISTE D'ACHATS HEBDOMADAIRES

NOTES

AVANT　　　　　　APRÈS

MESURES	
DATE	
BRAS DROIT	
BRAS GAUCHE	
TAILLE	
HANCHES	
CUISSE DROITE	
CUISSE GAUCHE	
MOLET DROIT	
MOLLET GAUCHE	
GRAISSE CORPS %	
POIDS	

MESURES	
DATE	
BRAS DROIT	
BRAS GAUCHE	
TAILLE	
HANCHES	
CUISSE DROITE	
CUISSE GAUCHE	
MOLET DROIT	
MOLLET GAUCHE	
GRAISSE CORPS %	
POIDS	

| DATE | | | JOURNAL QUOTIDIEN |

TEMPS DE SOMMEIL

AU LIT :

RÉVEIL :

QUALITÉ DU SOMMEIL

- ○ EXCELLENT
- ○ JUSTE
- ○ BIEN
- ○ PAUVRE

HUMEUR ET ÉNERGIE

- ○ EXCELLENT
- ○ JUSTE
- ○ BIEN
- ○ PAUVRE

EXERCICE

TEMPS :

DURÉE :

TYPE :

COMMENT JE ME SENS :

MES ENVIES AUJOURD'HUI

COMMENT J'AI GÉRÉ CETTE ENVIE

VICTOIRE DU JOUR

DÉFI DU JOUR

NOTES DU JOUR

DATE		JOURNAL QUOTIDIEN

TEMPS DE SOMMEIL

AU LIT :

RÉVEIL :

QUALITÉ DU SOMMEIL

- ○ EXCELLENT
- ○ JUSTE
- ○ BIEN
- ○ PAUVRE

HUMEUR ET ÉNÉRGIE

- ○ EXCELLENT
- ○ JUSTE
- ○ BIEN
- ○ PAUVRE

EXERCICE

TEMPS :

DURÉE :

TYPE :

COMMENT JE ME SENS :

MES ENVIES AUJOURD'HUI

COMMENT J'AI GÉRÉ CETTE ENVIE

VICTOIRE DU JOUR

DÉFI DU JOUR

NOTES DU JOUR

DATE		

JOURNAL QUOTIDIEN

TEMPS DE SOMMEIL

AU LIT :

RÉVEIL :

QUALITÉ DU SOMMEIL

O EXCELLENT

O JUSTE

O BIEN

O PAUVRE

HUMEUR ET ÉNERGIE

O EXCELLENT

O JUSTE

O BIEN

O PAUVRE

EXERCICE

TEMPS :

DURÉE :

TYPE :

COMMENT JE ME SENS :

MES ENVIES AUJOURD'HUI

COMMENT J'AI GÉRÉ CETTE ENVIE

VICTOIRE DU JOUR

DÉFI DU JOUR

NOTES DU JOUR

DATE		# JOURNAL QUOTIDIEN

TEMPS DE SOMMEIL		EXERCICE
AU LIT :		TEMPS :
		DURÉE :
RÉVEIL :		TYPE :
		COMMENT JE ME SENS :

QUALITÉ DU SOMMEIL

- ○ EXCELLENT
- ○ JUSTE
- ○ BIEN
- ○ PAUVRE

MES ENVIES AUJOURD'HUI

HUMEUR ET ÉNERGIE

- ○ EXCELLENT
- ○ JUSTE
- ○ BIEN
- ○ PAUVRE

COMMENT J'AI GÉRÉ CETTE ENVIE

VICTOIRE DU JOUR

DÉFI DU JOUR

NOTES DU JOUR

DATE	

JOURNAL QUOTIDIEN

TEMPS DE SOMMEIL

AU LIT :

RÉVEIL :

QUALITÉ DU SOMMEIL

O EXCELLENT

O JUSTE

O BIEN

O PAUVRE

HUMEUR ET ÉNÉRGIE

O EXCELLENT

O JUSTE

O BIEN

O PAUVRE

EXERCICE

TEMPS :

DURÉE :

TYPE :

COMMENT JE ME SENS :

MES ENVIES AUJOURD'HUI

COMMENT J'AI GÉRÉ CETTE ENVIE

VICTOIRE DU JOUR

DÉFI DU JOUR

NOTES DU JOUR

DATE	

JOURNAL QUOTIDIEN

TEMPS DE SOMMEIL
AU LIT :

RÉVEIL :

QUALITÉ DU SOMMEIL
O EXCELLENT

O JUSTE

O BIEN

O PAUVRE

HUMEUR ET ÉNERGIE
O EXCELLENT

O JUSTE

O BIEN

O PAUVRE

EXERCICE
TEMPS :

DURÉE :

TYPE :

COMMENT JE ME SENS :

MES ENVIES AUJOURD'HUI

COMMENT J'AI GÉRÉ CETTE ENVIE

VICTOIRE DU JOUR

DÉFI DU JOUR

NOTES DU JOUR

| DATE | | JOURNAL QUOTIDIEN |

TEMPS DE SOMMEIL

AU LIT :

RÉVEIL :

QUALITÉ DU SOMMEIL

O EXCELLENT

O JUSTE

O BIEN

O PAUVRE

HUMEUR ET ÉNERGIE

O EXCELLENT

O JUSTE

O BIEN

O PAUVRE

EXERCICE

TEMPS :

DURÉE :

TYPE :

COMMENT JE ME SENS :

MES ENVIES AUJOURD'HUI

COMMENT J'AI GÉRÉ CETTE ENVIE

VICTOIRE DU JOUR

DÉFI DU JOUR

NOTES DU JOUR

REPAS HEBDOMADAIRES

	LUNDI		GRAS	GLUCIDES	PROTÉINES
PETIT DÉJEUNER					
DÉJEUNER					
DÎNER					
COLLATION					
		TOTAL			

	MARDI		GRAS	GLUCIDES	PROTÉINES
PETIT DÉJEUNER					
DÉJEUNER					
DÎNER					
COLLATION					
		TOTAL			

	MERCREDI		GRAS	GLUCIDES	PROTÉINES
PETIT DÉJEUNER					
DÉJEUNER					
DÎNER					
COLLATION					
		TOTAL			

	JEUDI		GRAS	GLUCIDES	PROTÉINES
PETIT DÉJEUNER					
DÉJEUNER					
DÎNER					
COLLATION					
		TOTAL			

	VENDREDI	GRAS	GLUCIDES	PROTÉINES
PETIT DÉJEUNER				
DÉJEUNER				
DÎNER				
COLLATION				
	TOTAL			

	SAMEDI	GRAS	GLUCIDES	PROTÉINES
PETIT DÉJEUNER				
DÉJEUNER				
DÎNER				
COLLATION				
	TOTAL			

	DIMANCHE	GRAS	GLUCIDES	PROTÉINES
PETIT DÉJEUNER				
DÉJEUNER				
DÎNER				
COLLATION				
	TOTAL			

TOTAUX SEMAINE	
GRAS	GRAMMES
GLUCIDES	GRAMMES
PROTÉINES	GRAMMES

JEÛNE INTERMITTENT

DATES:

	DÉBUT	FIN	HEURES TOTALES
LUN			
MAR	:	:	
MER	:	:	
JEU	;	;	
VEN	:	:	
SAM	:	:	
DIM	:	:	

DATES:

	DÉBUT	FIN	HEURES TOTALES
LUN			
MAR	:	:	
MER	:	:	
JEU	;	;	
VEN	:	:	
SAM	:	:	
DIM	:	:	

DATES:

	DÉBUT	FIN	HEURES TOTALES
LUN			
MAR	:	:	
MER	:	:	
JEU	;	;	
VEN	:	:	
SAM	:	:	
DIM	:	:	

DATES:

	DÉBUT	FIN	HEURES TOTALES
LUN			
MAR	:	:	
MER	:	:	
JEU	;	;	
VEN	:	:	
SAM	:	:	
DIM	:	:	

DATES:

	DÉBUT	FIN	HEURES TOTALES
LUN			
MAR	:	:	
MER	:	:	
JEU	;	;	
VEN	:	:	
SAM	:	:	
DIM	:	:	

DATES:

	DÉBUT	FIN	HEURES TOTALES
LUN			
MAR	:	:	
MER	:	:	
JEU	;	;	
VEN	:	:	
SAM	:	:	
DIM	:	:	

DATES:

	DÉBUT	FIN	HEURES TOTALES
LUN			
MAR	:	:	
MER	:	:	
JEU	;	;	
VEN	:	:	
SAM	:	:	
DIM	:	:	

DATES:

	DÉBUT	FIN	HEURES TOTALES
LUN			
MAR	:	:	
MER	:	:	
JEU	;	;	
VEN	:	:	
SAM	:	:	
DIM	:	:	

DATES:

	DÉBUT	FIN	HEURES TOTALES
LUN			
MAR	:	:	
MER	:	:	
JEU	;	;	
VEN	:	:	
SAM	:	:	
DIM	:	:	

DATES:

	DÉBUT	FIN	HEURES TOTALES
LUN			
MAR	:	:	
MER	:	:	
JEU	;	;	
VEN	:	:	
SAM	:	:	
DIM	:	:	

DATES:

	DÉBUT	FIN	HEURES TOTALES
LUN			
MAR	:	:	
MER	:	:	
JEU	;	;	
VEN	:	:	
SAM	:	:	
DIM	:	:	

DATES:

	DÉBUT	FIN	HEURES TOTALES
LUN			
MAR	:	:	
MER	:	:	
JEU	;	;	
VEN	:	:	
SAM	:	:	
DIM	:	:	

RECETTES CÉTO

RECETTE POUR :

MONTANT	INGREDIENTS	INSTRUCTIONS

NOTES		
	NBR CONVIVES	
	TEMPS PRÉPARATION	
	TEMPS CUISSON	
	TYPE CUISSON	
	OUTILS	
	GLUCIDES	
	GRAS	
	PROTÉINES	
	CALORIES	

RECETTES CÉTO

RECETTE POUR :

MONTANT	INGREDIENTS	INSTRUCTIONS

NOTES	TYPE CUISSON	
	OUTILS	
	TYPE CUISSON	
	OUTILS	
	TYPE CUISSON	

GLUCIDES	
GRAS	
PROTÉINES	
CALORIES	

LISTE D'ACHATS HEBDOMADAIRES

NOTES

AVANT　　　　　　　APRÈS

MESURES	
DATE	
BRAS DROIT	
BRAS GAUCHE	
TAILLE	
HANCHES	
CUISSE DROITE	
CUISSE GAUCHE	
MOLET DROIT	
MOLLET GAUCHE	
GRAISSE CORPS %	
POIDS	

MESURES	
DATE	
BRAS DROIT	
BRAS GAUCHE	
TAILLE	
HANCHES	
CUISSE DROITE	
CUISSE GAUCHE	
MOLET DROIT	
MOLLET GAUCHE	
GRAISSE CORPS %	
POIDS	

DATE	

JOURNAL QUOTIDIEN

TEMPS DE SOMMEIL

AU LIT :

RÉVEIL :

QUALITÉ DU SOMMEIL

O EXCELLENT

O JUSTE

O BIEN

O PAUVRE

HUMEUR ET ÉNERGIE

O EXCELLENT

O JUSTE

O BIEN

O PAUVRE

EXERCICE

TEMPS :

DURÉE :

TYPE :

COMMENT JE ME SENS :

MES ENVIES AUJOURD'HUI

COMMENT J'AI GÉRÉ CETTE ENVIE

VICTOIRE DU JOUR

DÉFI DU JOUR

NOTES DU JOUR

DATE	

JOURNAL QUOTIDIEN

TEMPS DE SOMMEIL

AU LIT :

RÉVEIL :

QUALITÉ DU SOMMEIL

O EXCELLENT

O JUSTE

O BIEN

O PAUVRE

HUMEUR ET ÉNÉRGIE

O EXCELLENT

O JUSTE

O BIEN

O PAUVRE

EXERCICE

TEMPS :

DURÉE :

TYPE :

COMMENT JE ME SENS :

MES ENVIES AUJOURD'HUI

COMMENT J'AI GÉRÉ CETTE ENVIE

VICTOIRE DU JOUR

DÉFI DU JOUR

NOTES DU JOUR

| DATE | | | JOURNAL QUOTIDIEN |

TEMPS DE SOMMEIL

AU LIT :

RÉVEIL :

EXERCICE

TEMPS :

DURÉE :

TYPE :

COMMENT JE ME SENS :

QUALITÉ DU SOMMEIL

O EXCELLENT

O JUSTE

O BIEN

O PAUVRE

MES ENVIES AUJOURD'HUI

HUMEUR ET ÉNERGIE

O EXCELLENT

O JUSTE

O BIEN

O PAUVRE

COMMENT J'AI GÉRÉ CETTE ENVIE

VICTOIRE DU JOUR

DÉFI DU JOUR

NOTES DU JOUR

| DATE | | JOURNAL QUOTIDIEN |

TEMPS DE SOMMEIL

AU LIT :

RÉVEIL :

QUALITÉ DU SOMMEIL

- ○ EXCELLENT
- ○ JUSTE
- ○ BIEN
- ○ PAUVRE

HUMEUR ET ÉNÉRGIE

- ○ EXCELLENT
- ○ JUSTE
- ○ BIEN
- ○ PAUVRE

EXERCICE

TEMPS :

DURÉE :

TYPE :

COMMENT JE ME SENS :

MES ENVIES AUJOURD'HUI

COMMENT J'AI GÉRÉ CETTE ENVIE

VICTOIRE DU JOUR

DÉFI DU JOUR

NOTES DU JOUR

| DATE | | | JOURNAL QUOTIDIEN |

TEMPS DE SOMMEIL	EXERCICE
AU LIT :	TEMPS :
	DURÉE :
RÉVEIL :	TYPE :
	COMMENT JE ME SENS :

QUALITÉ DU SOMMEIL

- ○ EXCELLENT
- ○ JUSTE
- ○ BIEN
- ○ PAUVRE

MES ENVIES AUJOURD'HUI

HUMEUR ET ÉNÉRGIE

- ○ EXCELLENT
- ○ JUSTE
- ○ BIEN
- ○ PAUVRE

COMMENT J'AI GÉRÉ CETTE ENVIE

VICTOIRE DU JOUR

DÉFI DU JOUR

NOTES DU JOUR

DATE		JOURNAL QUOTIDIEN

TEMPS DE SOMMEIL

AU LIT :

RÉVEIL :

QUALITÉ DU SOMMEIL

- ○ EXCELLENT
- ○ JUSTE
- ○ BIEN
- ○ PAUVRE

HUMEUR ET ÉNERGIE

- ○ EXCELLENT
- ○ JUSTE
- ○ BIEN
- ○ PAUVRE

EXERCICE

TEMPS :

DURÉE :

TYPE :

COMMENT JE ME SENS :

MES ENVIES AUJOURD'HUI

COMMENT J'AI GÉRÉ CETTE ENVIE

VICTOIRE DU JOUR

DÉFI DU JOUR

NOTES DU JOUR

DATE	

JOURNAL QUOTIDIEN

TEMPS DE SOMMEIL

AU LIT :

RÉVEIL :

QUALITÉ DU SOMMEIL

O EXCELLENT

O JUSTE

O BIEN

O PAUVRE

HUMEUR ET ÉNÉRGIE

O EXCELLENT

O JUSTE

O BIEN

O PAUVRE

EXERCICE

TEMPS :

DURÉE :

TYPE :

COMMENT JE ME SENS :

MES ENVIES AUJOURD'HUI

COMMENT J'AI GÉRÉ CETTE ENVIE

VICTOIRE DU JOUR

DÉFI DU JOUR

NOTES DU JOUR

REPAS HEBDOMADAIRES

	LUNDI	GRAS	GLUCIDES	PROTÉINES
PETIT DÉJEUNER				
DÉJEUNER				
DÎNER				
COLLATION				
	TOTAL			

	MARDI	GRAS	GLUCIDES	PROTÉINES
PETIT DÉJEUNER				
DÉJEUNER				
DÎNER				
COLLATION				
	TOTAL			

	MERCREDI	GRAS	GLUCIDES	PROTÉINES
PETIT DÉJEUNER				
DÉJEUNER				
DÎNER				
COLLATION				
	TOTAL			

	JEUDI	GRAS	GLUCIDES	PROTÉINES
PETIT DÉJEUNER				
DÉJEUNER				
DÎNER				
COLLATION				
	TOTAL			

	VENDREDI			GRAS	GLUCIDES	PROTÉINES
PETIT DÉJEUNER						
DÉJEUNER						
DÎNER						
COLLATION						
			TOTAL			

	SAMEDI			GRAS	GLUCIDES	PROTÉINES
PETIT DÉJEUNER						
DÉJEUNER						
DÎNER						
COLLATION						
			TOTAL			

	DIMANCHE			GRAS	GLUCIDES	PROTÉINES
PETIT DÉJEUNER						
DÉJEUNER						
DÎNER						
COLLATION						
			TOTAL			

TOTAUX SEMAINE	
GRAS	GRAMMES
GLUCIDES	GRAMMES
PROTÉINES	GRAMMES

JEÛNE INTERMITTENT

DATES:			
	DÉBUT	FIN	HEURES TOTALES
LUN			
MAR	:	:	
MER	:	:	
JEU	;	;	
VEN	:	:	
SAM	:	:	
DIM	:	:	

DATES:			
	DÉBUT	FIN	HEURES TOTALES
LUN			
MAR	:	:	
MER	:	:	
JEU	;	;	
VEN	:	:	
SAM	:	:	
DIM	:	:	

DATES:			
	DÉBUT	FIN	HEURES TOTALES
LUN			
MAR	:	:	
MER	:	:	
JEU	;	;	
VEN	:	:	
SAM	:	:	
DIM	:	:	

DATES:			
	DÉBUT	FIN	HEURES TOTALES
LUN			
MAR	:	:	
MER	:	:	
JEU	;	;	
VEN	:	:	
SAM	:	:	
DIM	:	:	

DATES:			
	DÉBUT	FIN	HEURES TOTALES
LUN			
MAR	:	:	
MER	:	:	
JEU	;	;	
VEN	:	:	
SAM	:	:	
DIM	:	:	

DATES:			
	DÉBUT	FIN	HEURES TOTALES
LUN			
MAR	:	:	
MER	:	:	
JEU	;	;	
VEN	:	:	
SAM	:	:	
DIM	:	:	

DATES:			
	DÉBUT	FIN	HEURES TOTALES
LUN			
MAR	:	:	
MER	:	:	
JEU	;	;	
VEN	:	:	
SAM	:	:	
DIM	:	:	

DATES:			
	DÉBUT	FIN	HEURES TOTALES
LUN			
MAR	:	:	
MER	:	:	
JEU	;	;	
VEN	:	:	
SAM	:	:	
DIM	:	:	

DATES:			
	DÉBUT	FIN	HEURES TOTALES
LUN			
MAR	:	:	
MER	:	:	
JEU	;	;	
VEN	:	:	
SAM	:	:	
DIM	:	:	

DATES:			
	DÉBUT	FIN	HEURES TOTALES
LUN			
MAR	:	:	
MER	:	:	
JEU	;	;	
VEN	:	:	
SAM	:	:	
DIM	:	:	

DATES:			
	DÉBUT	FIN	HEURES TOTALES
LUN			
MAR	:	:	
MER	:	:	
JEU	;	;	
VEN	:	:	
SAM	:	:	
DIM	:	:	

DATES:			
	DÉBUT	FIN	HEURES TOTALES
LUN			
MAR	:	:	
MER	:	:	
JEU	;	;	
VEN	:	:	
SAM	:	:	
DIM	:	:	

RECETTES CÉTO

RECETTE POUR :	

MONTANT	INGREDIENTS

INSTRUCTIONS

NOTES

NBR CONVIVES	
TEMPS PRÉPARATION	
TEMPS CUISSON	
TYPE CUISSON	
OUTILS	

GLUCIDES	
GRAS	
PROTÉINES	
CALORIES	

RECETTES CÉTO

RECETTE POUR :

MONTANT	INGREDIENTS	INSTRUCTIONS

NOTES		
	TYPE CUISSON	
	OUTILS	
	TYPE CUISSON	
	OUTILS	
	TYPE CUISSON	
	GLUCIDES	
	GRAS	
	PROTÉINES	
	CALORIES	

LISTE D'ACHATS HEBDOMADAIRES

NOTES

Printed in France by Amazon
Brétigny-sur-Orge, FR